TABATA TRAINING

Definiert, Schlank & Fit
- In nur 4 Minuten zum Erfolg -

von Kate Lopez

1. Auflage 2016
Copyright © 2016 Kate Lopez
All rights reserved.

ISBN: 1530359155
ISBN-13: 978-1530359158

KATE LOPEZ

Hinweis

Sämtliche Inhalte dieses Ratgebers wurden anhand von anerkannten Quellen recherchiert und mit hoher Sorgfalt geprüft. Dennoch ist dieses Buch kein Ersatz für medizinische oder professionelle sportwissenschaftliche Beratung und Betreuung. Der Verlag und der Autor haften nicht für nachteilige Auswirkungen, die in direktem oder indirektem Zusammenhang mit den Inhalten dieses Buches stehen.

Alle Rechte, insbesondere das Recht der Vervielfältigung und Verbreitung sowie der Übersetzung, vorbehalten. Kein Teil des Werkes darf in irgendeiner Form (durch Fotokopie oder ein anderes Verfahren) ohne schriftliche Genehmigung des Herausgebers reproduziert oder unter Verwendung elektronischer Systeme gespeichert, verarbeitet, vervielfältigt oder verbreitet werden.

Inhalt

TABATA - Definierter, Schlanker, Schneller vii

I. Was ist TABATA ist und woher kommt es? 9

II. Was bringt TABATA? 10

III. Für wen ist TABATA geeignet? 12

IV. So kurz – kann das sein? 13

    A. Studien rund um TABATA 14

    B. Auswirkungen physiologisch betrachtet 17

V. TABATA vs. herkömmliche Trainingsmethoden 19

    A. Moderates Ausdauertraining 20

    B. HIIT 21

    C. Krafttraining 22

    D. Der Mythos der Fettverbrennungszone 23

VI. Die Übungen 26

VII. Das Training 54

VIII. Zusammengefasst 58

IX. Trainingsmaterialien 59

X. Die passende Musik 60

KATE LOPEZ

TABATA - Definierter, Schlanker, Schneller

In der heutigen Welt verbringen wir die meiste Zeit sitzend. Auf dem Weg zur Arbeit sitzen wir im Auto. Im Büro sitzen wir dann brav an unserem Schreibtisch und nachdem wir zurück nach Hause gekehrt sind, sitzen wir gemütlich vor dem Fernseher. Hinzu kommt die stetige Verführung durch schmackhaftes Essen wie Eis im Sommer oder den deftigen Braten in der Winterzeit. Kein Wunder, dass sich diese Lebensweise früher oder später in Form von kleinen oder auch größeren Röllchen an unseren Hüften bemerkbar macht.

Bei Ihnen ist das auch so? Und das obwohl Sie bereits schon Sport treiben? - Klar, manche versuchen mithilfe langer Fitnessstudiobesuche dieser Entwicklung entgegen zu wirken und stemmen deshalb schwere Eisen oder verbringen viel Zeit in der Cardio-Ecke. Am Ende findet sich doch folgendes Problem: die mit Mühe aufgebaute Muskulatur versteckt sich noch immer unter den Fettpolstern. Und diese Pölsterchen werden einfach nicht weniger.

Ab heute ist Schluss damit, denn in diesem Ratgeber erfahren Sie, wie Sie ihrem Ziel von einer schlanken Figur und definierten Muskeln schnell näher kommen, ohne dafür Stunden über Stunden im Fitnessstudio zu verbringen.

KATE LOPEZ

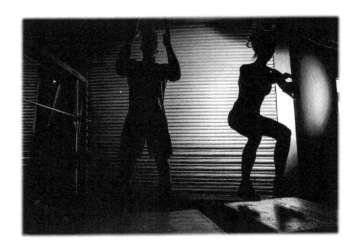

I. Was ist TABATA und woher kommt es?

Zwanzig Sekunden schwitzen, zehn Sekunden verschnaufen und das Ganze von vorn! - das ist TABATA. Ein kurzes und hochintensives Intervalltraining, dass unser Blut zum Kochen bringt.

Insgesamt acht Mal wird der Zyklus von Anstrengung und Pause wiederholt. Das ergibt am Schluss: 4 Minuten! Richtig durchgeführt bringt das TABATA Training in dieser Rekordzeit eine deutliche Verbesserung der Körperkomposition und Leistungsfähigkeit.

Zu verdanken ist diese Trainingsmethode dem japanischen Professor und Sportwissenschaftler Dr. Izumi TABATA. Er entwickelte dieses Prinzip bereits 1996 am Institut für Fitness und Sport in Tokyo. In seiner Studie fand er heraus, dass intensive kurze Work-outs einen enormen Einfluss auf die maximale Sauerstoffaufnahme sowie den aeroben Stoffwechsel haben. Hiermit kippte er alle bisherigen Empfehlungen und löste einen wahren Umbruch aus. Die zuvor weitergegebenen Tipps der Sportexperten wurden überholt. Die Forschung ließ lange moderate Sporteinheiten im Fettverbrennungspuls hinter sich und entdeckte den Vorteil von knackigem und intensivem Training.

II. Was bringt TABATA?

Ganz klar: Definierter, Schlanker, Schneller! So steht es bereits im Titel. Hinzu kommen noch weitere Vorzüge, wie die Zeitersparnis und der Motivationskick.

Die Sache mit der Zeit liegt auf der Hand. In lediglich vier Minuten oder 240 Sekunden wird ein effektives Training absolviert. Da greifen Ausreden wie "Das konnte ich heute nicht schaffen." nicht mehr. Vier Minuten Zeit hat wirklich Jeder. Sei es vor dem Schlafen gehen oder in der Früh nach dem Zähneputzen. Die paar Minuten finden tatsächlich immer einen Platz in der Tagesplanung. Immerhin entspricht das lediglich 0,27 % der gesamten Tageszeit. Oder nutzen Sie wirklich 100 % ihrer verfügbaren Zeit aus?

Ebenso ist TABATA überall umsetzbar. Es ist weder an bestimmte Räumlichkeiten noch an spezielle Geräte gebunden. Sie befinden sich gerade auf Reisen? Kein Problem, selbst ein Hotelzimmer bietet genügend Platz. Sie sitzen gerade auf der Couch und im Fernseher ist Werbung? - Toll, die dauert in der Regel sogar fünf Minuten. Also auf zum TABATA Training auf den Wohnzimmerteppich.

Natürlich darf nicht vergessen werden, dass TABATA nur in so kurzer Zeit wirken kann, weil es entsprechend intensiv ist. Gedankt wird diese Anstrengung jedoch mit schnellen Erfolgen, einer gesteigerten Ausdauerfähigkeit sowie erhöhten Stoffwechselrate. Die Steigerung des Stoffwechsels hält über den Horizont der vier Minuten hinaus mehrere Stunden an. Man spricht im Allgemeinen sogar von bis zu 48 Stunden erhöhtem Energiebedarf. Selbst dem Muskelaufbau ist TABATA dienlich, da es durch seine Intensität die Produktion von Wachstumshormonen anregt. Diese sind wiederum förderlich bei dem Aufbau von Muskulatur.

Hier alle Vorteile noch einmal in der Übersicht:

1. **Eine enorme Zeitersparnis!**

2. **Ein schnelleres Erfolgserlebnis!**

3. **Rapide Steigerung der Ausdauer!**

4. **Steigerung der Stoffwechselaktivität!**

5. **Überall umsetzbar!**

Wir reden also tatsächlich von einem Übungsprogramm, dass Zeit spart und absolut flexibel einsetzbar ist. Ausreden können hier tatsächlich nicht mehr gelten.

III. Für wen ist TABATA geeignet?

Generell ist das Training für jeden geeignet, der die im vorherigen Kapitel beschriebenen Ziele hat: Ausdauer, Fettreduktion, Definition. Hinzu kommt noch das Ziel der verbesserten Schnelligkeit.

TABATA kann als einzelnes Training fungieren oder auch als Ergänzungstraining genutzt werden. Beispielsweise ist es als zusätzliches Training für Sportler im Segment des Spielsportes von Bedeutung, da TABATA die speziell hier benötigte Ausdauerform erhöht. Seine Vorzüge kann das kurze intensive Work-out jedoch am aller besten als Trainingseinheit zusätzlich zum "normalen" Training zeigen und entfalten.

Prinzipiell sollte ein hoch intensives Training nur von gesunden Personen durchgeführt werden. Selbiges gilt selbstverständlich auch beim TABATA Training. Es darf kein Herzleiden, wie Herzinsuffizienz oder Bluthochdruck, bestehen. Auch Lungenerkrankungen, wie akutes Asthma, oder Anfallsleiden, wie beispielsweise Epilepsie, sind Ausschlusskriterien. Ebenso müssen Frauen in der Schwangerschaft auf das Training verzichten.

Bei jeglichen Einschränkungen ist zu empfehlen, im Vorfeld einen qualifizierten Arzt zu konsultieren.

IV. So kurz – kann das sein?

Noch immer nicht überzeugt?

Nur solch ein kurzes Training und so viele positive Auswirkungen, das ist wirklich sehr schwer zu glauben. Aus diesem Grund wurden bereits diverse Studien und Untersuchungen zu dieser Thematik durchgeführt. Auch rein auf die Physiologie des Menschen bezogen, lässt sich das TABATA-Prinzip wissenschaftlich erklären.

Alle, die an dieser Stelle schon Feuer und Flamme sind, können gerne zum folgenden Kapitel weiterblättern. Dort geht es bereits über in die Praxis mit den Übungen zum Training und den passenden Trainingsprogrammen. Die Skeptiker oder auch Wissbegierigen, sollten an dieser Stelle fortfahren. Hier erfahren Sie, wie TABATA wirkt.

KATE LOPEZ

A. *Studien rund um TABATA*

Um genau zu sein, handelt es sich bei TABATA um eine Unterform des HIIT. HIIT steht für "high intensive interval training".

Die Bezeichnung TABATA geht auf Professor TABATA aus Tokio zurück. Dieser untersuchte 1996 das HII-Training mittels seines selbst entworfenen TABATA-Protokolls. Nach diesem Protokoll trainierten männliche Probanden an vier Tagen in der Woche. Die intensiven Abschnitte des Trainings wurden mit 170% der maximalen Sauerstoffaufnahme (VO_2max) durchgeführt. VO_2max zeigt, wie viel Milliliter an Sauerstoff der menschliche Körper bei der Belastung maximal in einer Minute brauchbar verwerten kann. Die Kontrollgruppe bei dieser Studie führte ebenso dreimal pro Woche ein moderates Ausdauertraining über sechzig Minuten hinweg bei einer maximalen Sauerstoffaufnahme von 70% durch.

Nach sechs wöchiger Überprüfung des Trainings, zeigten die Probanden der Kontrollgruppe eine neun prozentige Steigerung der VO_2max-Werte. Ihre anaerobe Ausdauer verbesserte sich nicht.

Anaerob bedeutet "ohne Sauerstoff". Hierbei kommt es durch unregelmäßige oder sehr hohe bzw. lange Belastungen zu einer Sauerstoffschuld im Körper, welche die Leistung absenkt. Ist diese Kapazität erhöht, kann der Körper

TABATA TRAINING

trotz einer gewissen Sauerstoffschuld die Leistung weiter erhalten. Dies ist vor allem bei Sportspielarten nützlich, da hier immer eine unregelmäßige Belastung vorliegt. So sind schnelle Richtungswechsel oder kurze Sprints keine Seltenheit bei Fußball, Volleyball und anderen Sportarten.

Die TABATA-Gruppe erlangte in dem sechswöchigen Test eine Verbesserung von 15 % bei der Sauerstoffaufnahme und 28 % bei der anaeroben Kapazität.

Hier noch einmal im Vergleich:

Kontrollgruppe

VO_2max:	9 %
anaerobe Kapazität:	0 %
Zeitaufwand:	60 Minuten
Anmerkung:	gleichmäßige Belastung

TABATA-Gruppe

VO_2max:	**15 %**
anaerobe Kapazität:	**28 %**
Zeitaufwand:	**! 4 Minuten !**
Anmerkung:	**wechselnde Belastung**

Eine weitere Studie in diesem Bereich ist die Tremblay Studie. Diese testete über 15 Wochen hinweg ebenso eine Gruppe mit gleichbleibenden Cardio-Training und eine mit der Intervallmethode (In diesem Fall einer weniger intensiven Methode über 20 Minuten hinweg). Interessant ist hier jedoch, dass neben den Leistungsparametern auch die Hautfaltendicke gemessen wurde. Dies geschah mittels eines Caliper. Dies ist eine Art Zange, mit der die Hautfaltendicke an verschiedenen Stellen gemessen wird. Aus den Ergebnissen dieser Messung, kann dann der gesamte Körperfettanteil berechnet werden. Die Studie kam zu dem Resultat, dass die Intervallgruppe im Schnitt dreimal mehr Körperfett verlor als die Kontrollgruppe.

Zu ähnlichen Ergebnissen kam im Jahr 2001 eine Projektgruppe der Tennessee State University. Auch sie hatten zwei Gruppen, wo eine gleichmäßiges Ausdauertraining und die andere Intervalltraining durchführten. Sie gaben jedoch nicht die Trainingszeit, sondern die zu verbrennenden Kalorien an. Jede Gruppe trainierte dreimal in der Woche für acht Wochen. Jede Trainingseinheit dauerte solange, bis 300 Kalorien verbrannt worden waren. Schlussendlich wurden die Körperkomposition und der Grundumsatz gemessen. Bei der Intervallgruppe hatten sich beide Größen signifikant verbessert, wobei die Kontrollgruppe keinerlei Verbesserungen in diesen zwei Bereichen aufweisen konnte.

Dies sind nur drei von vielen Studien zur Thematik des Intervalltrainings. Jedoch konnte bereits jetzt aufgezeigt werden, dass unabhängige Untersuchungen tatsächlich zu denselben Ergebnissen führen: TABATA funktioniert!

B. Auswirkungen von TABATA physiologisch betrachtet

Das TABATA Training ist eine Art Wechseldusche für den Kreislauf. Einige Sekunden wird maximale Power gegeben und einige Sekunden wird das Ganze ruhiger. Ergebnis ist ein Auf und Ab der Atemfrequenz, des Pulses und somit des Erregungszustandes des Körpers.

Dieser Wechsel führt dazu, dass der Körper lernt, sich schnell auf wechselnde Reize einzustellen und sich anzupassen. Ebenso wird die Erholungsfähigkeit verbessert. Der Organismus lernt im wahrsten Sinne jede Pause zu nutzen. Man nennt das Training auch anaerobe Ausdauerschulung. Also das Training des Herz-Kreislaufes unter einer Sauerstoffschuld.

Der Körper kann die Atemfrequenz und die Durchblutung nicht so schnell, wie es die Belastungssteigerung bei TABATA vorgibt, erhöhen. Hierdurch entsteht eine Sauerstoffschuld. Dies ist jedoch nicht so schlimm wie es klingt. Es handelt sich lediglich um eine andere Art der Energiebereitstellung, bei der es durch die anaerobe Belastung zur Ansammlung von Laktat kommt. Diese Ansammlung führt zur Ermüdung des Muskels. Der Körper lernt jedoch schrittweise trotz Laktat die Leistung länger aufrecht zu erhalten.

Des Weiteren kommt es durch das Training zu einer Erhöhung der Stoffwechselrate, was einen höheren Energieverbrauch nach sich zieht. Dieser bleibt zirka über 48 Stunden erhalten. Danach reguliert sich der Stoffwechsel zurück. Das Training sollte an dieser Stelle wiederholt werden.

V. TABATA vs. herkömmliche Trainingsmethoden

In diesem Kapitel soll es darum gehen, welche anderen Sportarten dem TABATA Training gegenüber stehen. Generell lässt sich TABATA als Unterform von HIIT einordnen. Dies wurde bereits ausführlich dargestellt. Dies wiederum ist eine Form des Ausdauertrainings, also ein Herz-Kreislauf-Training. Auch das fand bereits Erwähnung.

Nun soll TABATA in direkter Gegenüberstellung zu anderen Trainingsformen gestellt werden, um Vor- sowie Nachteile herauszustellen. Verglichen werden mit den vier minütigen Power-Work-out das klassische moderate Ausdauertraining und das HIIT (high intensive interval training).

Ebenso wird eine kurze Gegenüberstellung zum Kraftsport gezeigt, die lediglich zur Komplementierung des Trainingsverständnisses dient.

A. *Moderates Ausdauertraining*

Das moderate Ausdauertraining ist eine weniger intensive und gleichmäßige Methode des Cardio-Trainings. Im Gegensatz zum TABATA wird hier mit einer stets gleichbleibenden Intensität bzw. Geschwindigkeit gearbeitet. Dabei ist das Ziel, diese Belastung über einen möglichst langen Zeitraum aufrecht zu erhalten. Erst mit zweiter Priorität folgt die allmähliche Intensitätserhöhung.

Würde man das moderate Ausdauertraining also in einer Grafik mittels einer Belastungskurve aufzeichnen, wäre das Ergebnis eine horizontale Linie, wohingegen beim TABATA ein stetiger Wechsel von Anspannung und Entspannung zu erkennen wäre.

Die verminderte Intensität des Trainings hat zur Folge, dass man längere Zeit trainieren kann. In der Regel strebt man eine Zeit zwischen 60 und 120 Minuten an.

Bei dieser Trainingsform kommt es ebenso zu einer Verbesserung der aeroben Ausdauer sowie der Durchblutung und Sauerstoffkapazität.

B. *HIIT*

Das "high intensive interval training" - kurz HIIT - ist die übergeordnete Form von TABATA. Es handelt sich hierbei jedoch von weniger intensiven, dafür längeren Intervallen. So dauert die Phase der Erholung dreimal so lang, wie die Anspannungsphase. Zum Teil wird sogar von einer noch längeren Erholungsphase gesprochen.

Dennoch hat das HIIT dieselben Ziele, wie das TABATA Training: Erhöhung des Kalorienverbrauch, Stoffwechselanregung, Fettreduktion. Durch die geringere Intensität des Trainings folgt jedoch derselbe Schluss wie beim moderaten Ausdauertraining. Es kommt zur verlängerten Trainingszeit. In der Regel handelt es sich dabei um ca. 30 bis 40 Minuten.

C. *Krafttraining*

Die "Kenner" unter uns werden jetzt laut aufschreien: „Man kann doch Krafttraining nicht mit Ausdauertraining vergleichen!". Und ja, damit sind Sie im Recht. Äpfel und Birnen lassen sich ja bekanntlich ebenso wenig vergleichen. Dieser Abschnitt soll nur dazu dienen, den Unterschied der Trainingsformen zu verdeutlichen.

Im Krafttraining geht es um die Stärkung der Muskulatur, wohingegen ein Ausdauertraining auf die "Stärkung" des Herz-Kreislauf-Systems abzielt.

Dennoch ist das Krafttraining eine der Hauptempfehlungen, wenn es um die Körperfettreduktion geht. Dies begründet sich auf der Tatsache, dass die Muskulatur viel Energie verbraucht. Also gilt, je mehr Muskeln man aufbaut, umso mehr Energie verbraucht man und das 24 Stunden am Tag!

- Korrekt, jedoch wird über diese Aussage hinaus häufig das Ausdauertraining völlig außer Acht gelassen.

Wer jedoch die vorherigen Kapitel gelesen hat, konnte bereits feststellen, auch das TABATA Training hat zur Folge, dass auch in der Zeit nach dem Training ein erhöhter Energiebedarf besteht. Aber dazu mehr im folgenden Abschnitt, der den Mythos der viel gepriesenen Fettverbrennungszone aufdeckt.

D. *Der Mythos der Fettverbrennungszone*

Die Fettverbrennungszone ist eine der hartnäckigsten Mythen im Sport. Er besagt, dass bei einem Pulswert zwischen 60 und 70 Prozent der maximalen Herzfrequenz das meiste Fett vom Körper verbraucht wird. Den meisten Sportlern wird in dem Zuge ein Puls von 130 Schlägen pro Minute empfohlen. Ebenso gehört dazu, dass die Fettverbrennung erst nach 30 Minuten einsetzt.

Bei beiden Aussagen handelt es sich lediglich um halbe Wahrheiten, die an dieser Stelle korrekt dargestellt werden sollen.

Der Körper verbraucht bei jeder Bewegung Energie. Sogar in Ruhe benötigt er sie, um die lebenswichtigen Funktionen aufrecht zu erhalten. Energie wird vom Körper in Form von Kohlenhydraten, Fetten und Eiweißen genutzt. Am einfachsten und schnellsten stehen die Kohlenhydrate als Energieträger zur Verfügung. Somit werden auch diese primär genutzt. Dennoch setzt auch die Nutzung der Fettspeicher nahezu zeitgleich ein. Hier dauert jedoch die Aufsplittung des Nährstoffes wesentlich länger. Die molekulare Auftrennung der Stoffe ist nötig, um die Energie als Antrieb nutzen zu können.

Noch einmal deutlich: Die Energienutzung der Nährstoffe

beginnt in etwa zur selben Zeit. Jedoch stehen die Kohlenhydrate schneller zur Verfügung. Da hier jedoch der Speicher begrenzt ist, schwenkt die Energienutzung nach ungefähr 30 Minuten mehr zu den Fetten um, da die Kohlenhydrate schlichtweg aufgebraucht sind. Daher stammt den die magischen 30 Minuten, obwohl die Fettverbrennung die gesamte Zeit stattfindet.

Nun von der magischen Zeitgrenze zum magischen Puls. Auch hier gibt es einen kleinen aber gravierenden Unterschied zwischen Mythos und Realität.

Der Körper verbraucht im Bereich zwischen 60 und 70 Prozent der maximalen Herzfrequenz tatsächlich am meisten Fett. Jedoch nur **anteilig**!

Das bedeutet, dass prozentual zum gesamten Energieverbrauch der Fettanteil am höchsten ist. Warum das dennoch kein Vorteil ist zeigt das folgende Beispiel:

Eine Frau trainiert eine Stunde im Fettverbrennungsbereich der Herzfrequenz um die 130 Schläge pro Minute. Hierbei lässt sich ein ungefährer Verbrauchswert von knapp 500 Kalorien unterstellen. Bei einem intensiven Training, ebenso eine Stunde lang, lässt sich bei 70 bis 80 Prozent der maximalen Herzfrequenz ein Verbrauch von knapp 1000 Kalorien schätzen.

Es ist bereits zu erkennen, dass im zweiten Beispiel mehr

Kalorien verbraucht werden. Aber im Fettverbrennungsbereich werden immerhin 80 % der Energie aus Fett gewonnen, wohingegen im zweiten Beispiel lediglich 50 bis 60 % der Energie aus den Fettzellen stammen.

Was heißt das nun für Sie?

Die Rechnung ist ganz einfach. Man legt den gesamten Kalorienverbrauch der Trainingseinheit auf den prozentualen Fettverbrauch um.

500 kcal x 80 % = 400 Kalorien aus Fett

1.000 kcal x 50 bis 60 % = 500 bis 600 Kalorien aus Fett

An dieser einfachen Rechnung ist zu erkennen, dass trotz des prozentualen Unterschiedes, das Gesamtergebnis eher für das intensivere Training spricht. So verbraucht die Dame im Beispiel in einer Stunde bis zu 200 Fettkalorien mehr mit dem Training in einem höheren Pulsbereich.

Des Weiteren ist zu beachten, dass diese Fettspeichernutzung nicht gleichbedeutend mit dem gewünschten Fettabbau ist. Der Abbau erfolgt erst nach dem Training, wenn der Körper eine negative Energiebilanz hat. Somit ist es Ziel, einen erhöhten Fettstoffwechsel auch nach dem Training zu erhalten. Und wie schaffen Sie das? - Ja, mit TABATA!

VI. Die Übungen

Die Klassiker

Zu den Klassikern der TABATA-Übungen zählen:

1. **Sprints**

2. **Seilspringen**

3. **Kniehebelauf** (Dabei werden die Knie im schnellen Wechsel so hoch gezogen, dass die Oberschenkel in die Waagerechte kommen.)

4. **Jumping Jacks** (Sie werden auch als Hampelmänner bezeichnet.)

Alle vier eigenen sich hervorragend für das Intervalltraining. Ebenso sind sie draußen sowie drinnen und ohne jegliches Equipment anwendbar. Auch **Schattenboxen** und **Treppenläufe** eignen sich als Übungen für ein hoch intensives Work-out. Beides zählt ebenfalls zu den Klassikern.

Spezielle Übungen

Mit den folgenden 19 Übungen verhält es sich ähnlich und zusätzlich bringen sie noch mehr Abwechslung ins Training.

TABATA TRAINING

1. (Jump) Squats

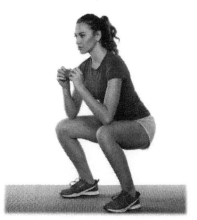

Diese Übung trainiert die Gesäß- und Beinmuskulatur. Die Füße stehen ungefähr hüftbreit. Die Zehenspitzen und Knie zeigen in dieselbe Richtung. Der Rücken ist gerade, der Bauch angespannt und die Schultern hinten unten. Mit der Einatmung wird das Gesäß nach hinten unten geschoben, als würde man sich auf einen Stuhl setzen wollen. Der Oberkörper bleibt möglichst aufrecht und die Knie dürfen sich nicht über die Zehenspitzen schieben. Das Körpergewicht ruht auf den Fersen. Mit der Ausatmung werden die Beine wieder gestreckt. Dabei werden die Knie niemals ganz durchgestreckt sondern bleiben immer leicht gebeugt.

Die Intensitätssteigerung kann durch einen Sprung am Ende der Übungsausführung erhöht werden. Je höher der Sprung, umso intensiver. Ebenso erhöht sich die Schwierigkeit, wenn Gewichte hinzugenommen werden oder die Füße enger zusammengestellt werden.

KATE LOPEZ

2. Burpees

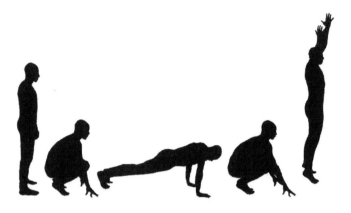

Burpees oder auch Sprungliegestütz sind eine sehr intensive Übung und die "Mutter der Intervallübungen". Wo Kraftsportler sich mit der Frage nach dem Gewicht beim Bankdrücken miteinander vergleichen, so vergleicht sich der Intervall-Sportler anhand der Anzahl der Burpees.

Es werden Liegestütz ausgeführt: Die Hände werden etwas mehr als schulterbreit auf den Boden gesetzt, die Beine sind gestreckt und der Bauch ist angespannt, das Gesäß wird "eingezogen". Hierdurch erhält man eine gerade Rückenlinie. Mit dem Einatmen beugt man die Arme, bis die Nase fast den Boden berührt. Mit der Ausatmung werden die Arme wiederum gestreckt. Direkt dabei springen die Füße bis zu den Händen heran. Von dort aus geht es mit einem Hockstrecksprung gen Decke. Mit über den Kopf gestreckten Armen springt man in die Luft. Von dort aus geht es zurück zum Liegestütz.

TABATA TRAINING

Als Intensivierung können Gewichte, höhere Sprünge, Seitsprünge oder Drehsprünge hinzugefügt werden. Ebenso ist eine Variation der Liegestütz-Technik möglich (siehe Übung "Push-Ups").

Einfachere Varianten sparen das Armbeugen in der Liegestützposition aus oder streichen den Sprung im Stand alternativ weg.

3. Mountain Climber

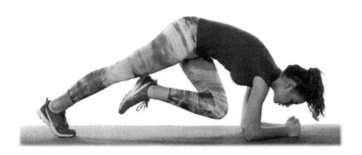

Der Mountain Climber startet in einer Liegestütz-Position. Die Hände werden unter den Schultern aufgesetzt und der Rücken ist gerade, der Bauch angespannt. Im Wechsel springen nun die Füße weit möglichst vor zu den Händen. D.h. zunächst wird der rechte Fuß nach vorne gezogen und neben der rechten Hand abgestellt. In dieser Zeit ist das linke Bein noch gestreckt. Es erfolgt ein fliegender Wechsel. Die Atmung ist bei dieser Übung gleichmäßig. Die Luft wird niemals angehalten.

Die Übung wird umso intensiver, je höher und schneller die Wechselsprünge ausgeführt werden.

4. Push-Ups

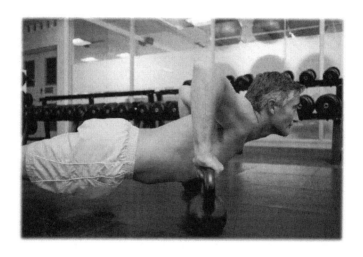

Push-Ups sind Liegestütze. Die Technik ist wie folgt:

Die Hände werden ca. schulterbreit auf den Boden gesetzt. Die Beine sind gestreckt und der Bauch ist angespannt, das Gesäß wird "eingezogen". Hierdurch erhält man eine gerade Rückenlinie. Mit dem Einatmen beugt man die Arme, bis die Nase fast den Boden berührt. Mit der Ausatmung werden die Arme wiederum gestreckt.

Je näher die Hände aneinander aufgesetzt werden, je mehr wird der Trizeps, also die Oberarmrückseite, in dieser Übung involviert. Je weiter entfernt die Hände von einander aufgesetzt sind, je intensiver wird die Brust belastet und der Trizeps entlastet. Weitere Variationsmöglichkeiten sind das heben eines Beines bei der Ausführung oder das Heben eines Armes dabei (Expertenübung!). Auch können die Liegestütze so intensiv ausgeführt werden, dass mit den Händen ein kleiner Sprung vom Boden ermöglicht wird.

Einfacher wird die Ausführung, wenn die Knie anstatt der Füße auf den Boden gebracht werden.

5. Pull-Ups

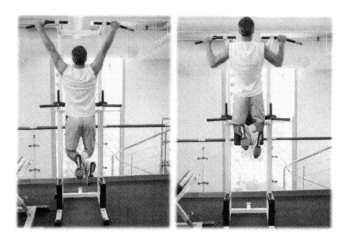

Die berüchtigten Klimmzüge: Hände an die Stange. Schultern nach hinten unten ziehen (weit weg von den Ohren!) und mit dem Ausatmen die Arme beugen. Der Weg endet, wenn das Kinn an der Stange angelangt ist. Mit der Einatmung werden die Arme langsam wieder gestreckt. Während der gesamten Ausführung bleiben die Schultern tief und die Ellenbogen zu jederzeit gebeugt.

Der weite Griff geht sehr stark auf die Rückenmuskulatur. Der engere Griff involviert zusätzlich stärker den Bizeps, also die Oberarmmuskulatur.

Für wen Klimmzüge noch zu schwer sind, der kann einen Stuhl als leichte Tritthilfe nutzen. Wer keine Stange zur Verfügung hat, kann alternativ Klimmzüge an einer stabilen Tür durchführen oder "Rückwärtsliegestütz" an einem Tisch hängend durchführen.

KATE LOPEZ

6. Thruster

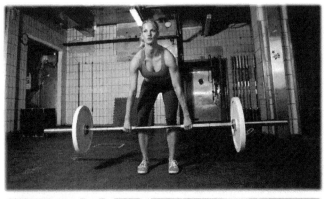

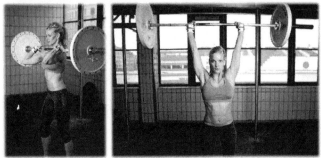

Diese Übung verlangt einiges ab. Es wird ein Gewicht benötigt. In diesem Fall handelt es sich um eine Langhantelstange.

Die Füße stehen ungefähr schulterbreit, Knie und Zehenspitzen zeigen in dieselbe Richtung. Die Stange liegt vor den Füßen auf dem Boden. Nun werden die Knie gebeugt und der Rücken gerade vorgeneigt, bis die Stange mit gestreckten Armen aufgenommen werden kann. Mit der

TABATA TRAINING

Ausatmung wird dann die Stange mit einem Zug auf die Schultern gezogen (siehe Foto 2). Nun erfolgt ein Atemzug, damit mit der nächsten Ausatmung die Stange über den Kopf gehoben werden kann.

Wichtig ist es, auch bei den über den Kopf gestreckten Armen die Körperspannung aufrecht zu erhalten und kein Hohlkreuz zu bilden.

Variationen werden bei dieser Übung rein über die Erhöhung des Gewichtes vollzogen.

7. Box Jumps

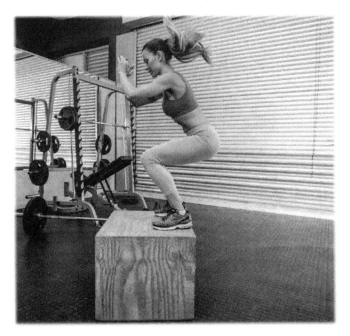

Hüftbreiter Stand vor einer stabilen Box, einer Parkbank oder festem Hocker. Der Rücken ist gerade und die Schultern hinten unten. Mit der Einatmung wird das Gesäß nach hinten unten geschoben, als ob man sich auf einen Stuhl setzen wollen würde. Dann erfolgt eine explosive Streckung, um mit einem Sprung auf die Box zu springen. Der Sprung zurück erfolgt ebenso.

Die Arme dürfen als Erleichterung zum Schwung holen genutzt werden.

Die Übung wird umso schwerer, umso höher die Box ist und umso schneller die Sprünge durchgeführt werden.

8. Lunge Rotate

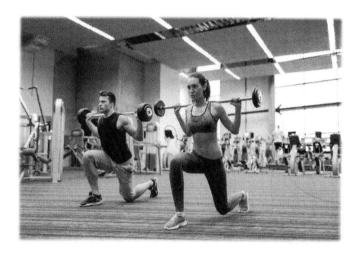

Der Lunge ist besser bekannt unter dem Namen "Ausfallschritt". Die Übung beginnt mit einem Fuß weit vorn und dem anderen hinten aufgesetzt. Der Bauch ist wieder angespannt, sodass der Rücken gerade ist. Die Arme werden auf Schulterhöhe nach vorne ausgestreckt. Nun werden beide Knie gebeugt, sodass das hintere Knie fast den Boden berührt. Dabei wird der Oberkörper in Richtung des vorderen Beines rotiert (siehe Foto!). Das heißt, ist das rechte Bein vorne, dreht man den Oberkörper nach rechts. Ist das linke Bein vorne, rotiert man nach links. Nun werden die Beine wieder gestreckt und der Oberkörper kehrt zur Mitte zurück.

Empfehlenswert ist es zunächst die Beine immer im Wechsel zu trainieren. Also nach jeder Wiederholung die Seiten zu wechseln. Intensiver wird es, wenn über einen Intervall nur ein Bein trainiert wird oder der Beinwechsel durch einen Sprung erfolgt.

Wie auf dem Foto zu sehen, kann auch ein Gewicht hinzugefügt werden.

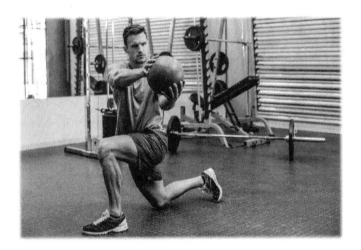

9. Side Lunge

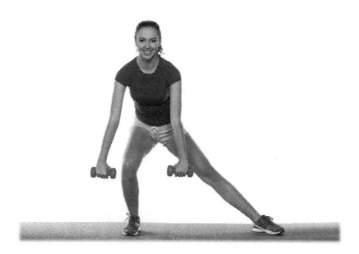

Side Lunges sind eine Variante der Lunges. Hier wird ein Bein zur Seite anstatt nach vorne aufgesetzt. Der Oberkörper bleibt wieder möglichst aufrecht und der Rücken gerade.

Das Körpergewicht wird lediglich auf ein Bein verlagert und das Knie wird mit der Einatmung gebeugt, sodass sich das Gesäß nach hinten unten schiebt. Das zweite Bein bleibt gestreckt. Mit der Ausatmung wird das Bein dann wieder gestreckt.

Der Wechsel zwischen den Beinen kann stetig oder immer erst nach einem Intervall erfolgen. Auch kann hier Gewicht oder ein Sprung zwischen den Beinwechseln zur Intensivierung hinzugefügt werden.

10. Kettlebell Swings

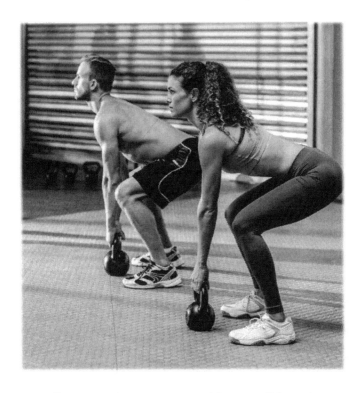

Diese Übung wird mit einem Gewicht ausgeführt. Alternativen zur Kettlebell sind im Kapitel 9 zu finden.

Der Stand ist schulterbreit. Der Rücken ist gerade, die Schultern hinten unten. Knie und Zehenspitzen zeigen in dieselbe Richtung. Mit der Einatmung wird das Gesäß nach hinten unten geführt. Das Gewicht hängt noch locker an den Armen.

TABATA TRAINING

Am tiefsten Punkt werden mit der Ausatmung die Beine explosiv gestreckt. Hierdurch soll das Gewicht mit den Armen bis in Schulterhöhe geschwungen (nicht gehoben!) werden.

Schwingt das Gewicht zurück, werden in fließender Bewegung die Knie wieder gebeugt und das Gesäß dadurch abgesenkt.

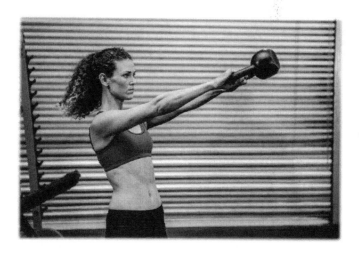

11. Row & Clean

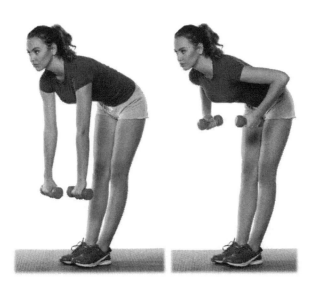

Für diese komplexe Übung wird ein Gewicht benötigt. In Frage kommen neben Kurzhanteln und Langhantel auch weitere Gegenstände (siehe Kapitel 9).

Begonnen wird im hüftbreiten Stand. Der Rücken ist gerade, die Beine leicht gebeugt. Die Gewichte werden mit beiden Händen vor dem Körper gehalten. Die Arme sind lang und die Handfläche zeigen Richtung Oberschenkel. Mit der Einatmung wird der Rücken gerade nach vorne abgesenkt. Mit der Ausatmung wird dann das Gewicht Richtung Brust gezogen. Die Ellenbogen werden eng am Oberkörper vorbeigeführt.

TABATA TRAINING

Befindet sich das Gewicht am obersten Punkt, folgt die Aufrichtung des Oberkörpers und das Gewicht wird hochgezogen, sodass sie sich bei den Schultern befindet. Von diesem Punkt an geht es dann zurück.

Alternativ können die Arme noch zusätzlich Richtung Decke gestreckt werden. Sodass wir einen „Row, Clean & Press" erhalten. Also zusätzlich noch eine drückende Bewegung mit einbauen.

KATE LOPEZ

12. High Kicks / Fight

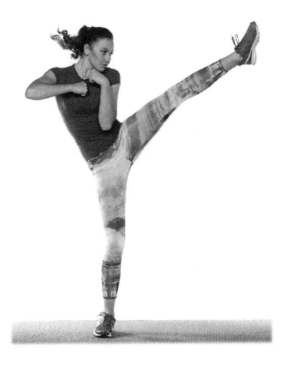

Bei dieser Übung dürfen Sie zu Rocky werden und nach Herzenslust Tritte sowie Schläge austeilen.

Es geht um das Schattenboxen. Dabei sollte die ganze Zeit eine Ganzkörperspannung gehalten werden. Stellen Sie sich vor, sie würden wirklich einen harten Schlag durchführen. Vielleicht stellen Sie sich jemanden vor, der Sie in letzter Zeit gefrustet hat oder alternativ den Erfinder dieses Work-outs. Geben Sie alles.

TABATA TRAINING

Die Tritte können frontal oder zur Seite ausgeführt werden. Auch die Höhe kann variieren. Selbiges gilt für Schläge, die von der Seite, frontal oder von unten ausgeführt werden können. Umso schneller die Schläge und / oder Tritte erfolgen umso intensiver.

Wichtig ist nur die Körperspannung, da sonst die lapidaren Ausholbewegungen keinerlei Herausforderung für den Kreislauf darstellen.

13. Bicycle Crunches

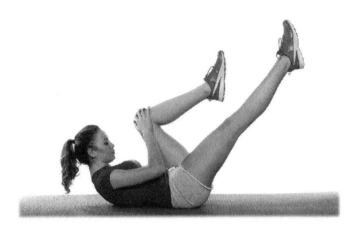

Diese Übung beginnt in Rückenlage. Die Beine werden angewinkelt vom Boden gehoben und der Kopf sowie der Schultergürtel auch. Der Rücken liegt flach an der Matte und darf sich auch während der Übung nicht vom Boden lösen.

Nun wird ein Bein lang ausgestreckt, möglichst parallel zum Boden (Achtung: der Rücken bleibt auf der Matte!). Zeitgleich wird der gegenüberliegende Arm über den Kopf gestreckt. Dann werden Arme und Beine gewechselt. Mit jedem Wechsel erfolgt ein Atemzug.

Wer hier an seine Grenzen stößt, kann zunächst die Armstreckung aussparen und nur mit den Beinen arbeiten. Wem es zu leicht ist, der nimmt Gewichte hinzu.

TABATA TRAINING

14. Twist & Lift

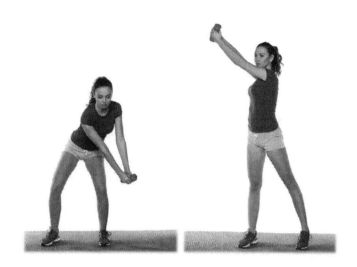

Schulterbreiter Stand und die Knie sind leicht gebeugt. Der Rücken ist gerade und die Schultern nach hinten unten abgesenkt. In den Händen befindet sich ein Gewicht. Dieses wird nun nach unten links abgesenkt. Die Hüfte bleibt dabei stabil und lediglich der Oberkörper rotiert zur Seite. Die Rückenstreckung wird aufrechterhalten. Mit der Ausatmung wird nun das Gewicht mit langen Armen durch die Oberkörperdrehung nach oben rechts gezogen. Mit der Einatmung geht es zurück in die Ausgangsposition.

Die Übung sollte auf einer Seite mindestens einen Intervall lang durchgeführt werden. Der Wechsel erfolgt erst im nächsten Intervall. Die Erschwerung dieser Übung erfolgt anhand der Erhöhung des Gewichtes.

15. Dancing Crab

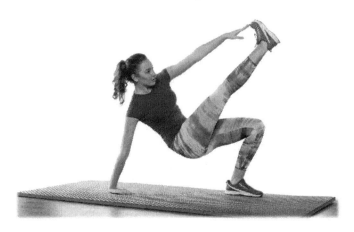

Die tanzende Krabbe? - Ja, genau!

Die Ausgangsposition dieser Übung ist die "Krabben-Position", die die meisten noch aus Kindertagen kennen. D. h. man sitzt auf dem Boden, die Hände werden rücklings aufgesetzt und die Füße sind aufgestellt. Nun wird das Gesäß vom Boden gehoben. Diese Haltung wird während der gesamten Übung beibehalten.

Nun lassen wir die Krabbe tanzen: Aufgabe ist es, den rechten Fuß und die linke Hand vom Boden zu lösen und diese für einen Moment zusammenzuführen. Dann werden beide Wieder aufgesetzt und die andere Seite ist dran. Also linker Fuß und rechte Hand.

Die Übung wird umso intensiver desto schneller sie ausgeführt wird und je höher das Gesäß vom Boden gehoben wird.

16. Toe Tap Jump

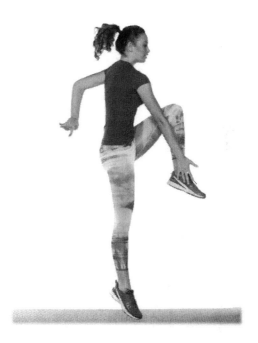

Beim Toe Tap Jump wird genau das gemacht, was der Name aussagt.

Es wird im aufrechten Stand begonnen. Nun zieht man ein Knie in die Höhe und springt mit dem anderen Bein vom Boden ab. Im besten Fall schafft man es nun noch den Fuß des gehobenen Beines einmal zu berühren. Der Seitenwechsel folgt direkt. Der Oberkörper sollte dabei möglichst aufrecht gehalten werden. Die Übung wird umso anstrengender, desto höher der Sprung ausgeführt wird und umso schneller die Ausführung wird.

17. Russian Twist

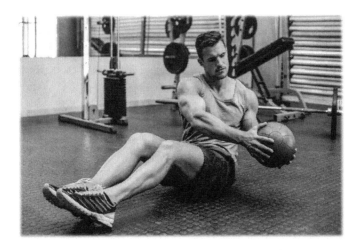

Diese Übung beginnt im Sitz. Der Rücken ist (wirklich übertrieben) gerade und die Schultern hinten tief. Nun werden die Füße vom Boden gelöst, sodass man sich im Schwebesitz befindet. An dieser Stelle sollte die Rückenhaltung noch einmal korrigiert werden.

Nun soll der Oberkörper nach rechts und links rotiert werden. Dies erfolgt mit gänzlich gestreckter Wirbelsäule.

Streckt man nun zusätzlich die Arme dabei nach vorne aus oder hält ein Gewicht in den Händen, wird die Übung zusätzlich erschwert.

18. Monkey Jumps

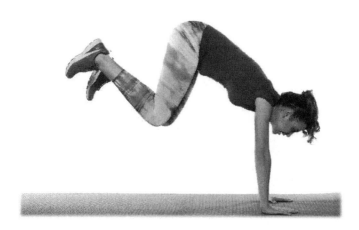

Der Monkey Jump beginnt in der Liegestützposition. Die Hände sind auf den Boden aufgestützt und die Beine sind lang. Der Bauch ist angespannt und der Rücken gerade.

Nun wird ein Sprung durchgeführt, bei dem die Füße möglichst weit Richtung Decke kommen.

Das war es schon. Die Übung klingt sehr einfach, ist aber auch sehr intensiv. Die Variation erfolgt wieder über das Tempo und die Sprunghöhe.

19. Row & Twist

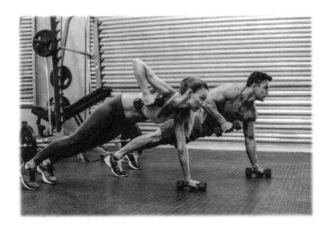

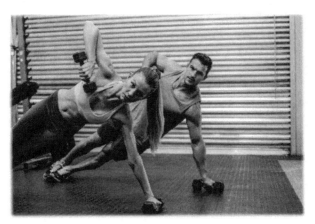

Die Ausgansposition ist wieder der Liegestütz. Die Hände sind ungefähr schulterbreit aufgesetzt und es liegt vor jeder Hand ein Gewicht am Boden.

TABATA TRAINING

Mit der Ausatmung wird mit der rechten Hand ein Gewicht aufgenommen und nach oben Richtung Brust gezogen (siehe Foto 1). Danach wird der Körper nach rechts aufgedreht, sodass man sich im Seitstütz befindet. Von hier aus soll nun der rechte Arm zur Decke gestreckt werden. Mit der Einatmung geht es zurück in die Ausgangsposition.

Der Seitenwechsel kann alternierend oder erst nach Ablauf eines Intervalls erfolgen.

VII. Das Training

Das TABATA Training sollte dreimal wöchentlich zum Einsatz kommen. Wer mit Herzblut dabei ist, kann das Training auch jeden zweiten Tag durchführen. Zeitlich betrachtet sollte dies keine Hürde darstellen, weil vier Minuten wirklich immer irgendwann in die Tagesplanung passen.

Für die größten Erfolge, sollte man TABATA mit einem soliden Krafttraining koppeln. Die Ausführung kann direkt im Anschluss erfolgen und die ersten Veränderungen zeigen sich schon nach wenigen Wochen.

Im Folgenden werden verschiedene Trainingspläne für jede Leistungsstufe aufgezeigt. Änderungen der Übungsauswahl stellen kein Problem dar, sollten jedoch erst nach intensiver Einarbeitung in das Thema vorgenommen werden.

Bevor es wirklich losgehen kann, sollten die individuellen Trainingsparameter festgelegt werden. Das klingt erst einmal kompliziert, ist es aber überhaupt nicht. Es muss lediglich die maximale Herzfrequenz bestimmt werden, um sicherzustellen, dass das TABATA Training im korrekten Belastungsbereich stattfindet.

Die genauste Methode, wäre ein Test unter ärztlicher Aufsicht. In der Regel kann sich jedoch auch an folgender

TABATA TRAINING

Faustformel orientiert werden:

220 - Alter in Jahren = maximale Herzfrequenz

Beispiel: Ein 28 Jähriger hat eine maximale Herzfrequenz von 192 (da 220-28 = 192).

Da das Training im Bereich von 80-90 % der maximalen Herzfrequenz stattfinden soll, nimmt man nun den berechneten Wert mal 0,8 bzw. 0,9. Im genannten Beispiel wären das also 192 * 0,8 bzw. 0,9 = 154 bis 173. Das Ergebnis ist nun genau der Pulsbereich, welcher während der Anstrengungsphasen des TABATA erreicht werden muss.

TABATA lässt sich mit den verschiedensten Übungen durchführen. Einige davon wurden im vorherigen Kapitel ausführlich beschrieben. Ganz klassisch wird TABATA jedoch mit dem Wechsel zwischen Sprint und lockerem Laufen bzw. Gehen durchgeführt. Das bedeutet zwanzig Sekunden rennt man, als wäre der Teufel persönlich hinter einem her und zehn Sekunden bewegt man sich so entspannt wie möglich fort.

Eine weitere Methode ist das Springseilspringen. Dies sollte jedoch im Vorfeld gut beherrscht werden, da ständiges hängen bleiben am Seil den Effekt des Trainings zerstört. Sollte das jedoch kein Problem sein, kann in den Intervallen zwischen sehr schnellen Sprüngen und lockerem Hüpfen gewechselt werden. Nun aber weiter zu den Übungsplänen.

KATE LOPEZ

Beispielhafte Trainingspläne

Für Einsteiger ist es ratsam, beim TABATA Training die Übungen zu wechseln. Hierdurch ermöglicht man der Muskulatur ein wenig Pause und stellt sicher, dass man das Training gut durchhält.

Ein **Einsteiger-Trainingsplan** könnte demnach folgender Maßen aussehen:

Ablauf	**Intervall**	**Übung**	**Wirkung**
1.	2x	Squats	Kraft - Beine
2.	2x	Jumping Jacks	Ausdauer
3.	2x	Push-Ups	Kraft - Brust
4.	2x	Fight	Ausdauer

In diesem Plan soll jede Übung jeweils 2 mal mit maximaler Intensität durchgeführt werden. Wichtig: Maximale Intensität!

Das schöne kurze Training kann seine Wirkung nur entfalten, wenn in der kurzen Zeit wirklich alles gegeben wird. Deshalb ist es wichtig, sich die ganze Zeit über vor Augen zu führen, dass es gleich vorbei ist.

Fortgeschrittene Sportler können dann dazu übergehen, entweder einen gesamten TABATA-Zyklus mit einer Übung durchzuführen oder bei den Übungen selbst mit

TABATA TRAINING

Gewichten bzw. einer schwereren Variante zu arbeiten.

Wichtig ist nur, dass die Übungen die gesamte Zeit durchgehalten werden können. Es darf während der vier Minuten nicht zum Leistungseinbruch kommen.

Hier ein beispielhafter **Trainingsplan für fortgeschrittene Athleten:**

Ablauf	**Übung**	**Wirkung**
1.	Lunge Rotate	Kraft - Beine/Bauch
2.	Burpees	Kraft und Ausdauer
3.	Row and Twist	Kraft - Bauch / Rücken
4.	Toe Tap Jump	Ausdauer
5.	Push-Ups	Kraft - Brust
6.	Seilspringen	Ausdauer
7.	Jump Squats	Kraft - Bein
8.	Monkey Jump	Ausdauer

Wenn Sie technisch korrekt und mit voller Leistung durch dieses Training kommen, dann sind Sie auf jeden Fall bereit, Ihre eigenen Übungen zusammenzustellen.

VIII. Zusammengefasst

Mit diesem Ratgeber steht dem TABATA Training nun nichts mehr im Wege. Nun gilt es lediglich noch die Motivation hoch zu halten.

Dies fällt leichter mit bestimmten Ritualen. So sollte das Training immer an festen Tagen und zu festen Zeiten stattfinden. Auf diese Art werden die Ausreden weniger und es stellt sich eine Regelmäßigkeit ein. Durch diese Gewohnheit wird das Training zum Bedürfnis.

Nichts desto trotz dürfen Abwechslung und Erholungsphasen im Sport nicht fehlen. Beides sichert den stetigen Fortschritt und den Trainingserfolg. Für die Abwechslung sorgen die aufgeführten Übungen samt Variationen gewiss. Erholungsphasen müssen explizit geplant werden, wobei die typischen "Zwangsunterbrechungen" nicht unterschätzt werden dürfen. Hierzu zählen beispielsweise eine Reise oder diverse Feiern bzw. Termine, die selbst dem eingefleischtesten Sportler ab und an in die Quere kommen. Hier gilt es einen geeigneten und zum Lebensstil passenden Mittelweg zu finden.

IX. Trainingsmaterialien

Für das TABATA Training sind generell nicht unbedingt zusätzliche Materialien nötig. Dennoch ist es bei einigen Übungen von Vorteil, mit Gewichten arbeiten zu können. Da aber die wenigsten ein halbes Fitnessstudio zu Hause haben, sollen an dieser Stelle alternative Trainingsgeräte aufgezeigt werden.

Wer im Fitnessstudio trainiert, kann selbstverständlich mit Medizinball, Kettlebell, Kurzhantel, Langhantel und co. arbeiten.

Hier sind nun einige Beispiele, wie Haushaltsgegenstände für das Training genutzt werden können:

- ✓ **schwere Bücher**
- ✓ **Wasserflaschen**
- ✓ **gefüllte Rücksäcke**
- ✓ **Getränkekisten**
- ✓ **gefüllte Wäschekörbe**

KATE LOPEZ

X. Die passende Musik

Zu guter Letzt soll noch ein Tipp zur besseren Trainingsgestaltung gegeben werden. Es handelt sich um ein einfaches und oft unterschätztes Trainingstool: Musik.

Musik belebt unseren Geist und treibt zu Höchstleistungen an. Aus diesem Grund sollte sie auch beim TABATA nicht fehlen. Je schneller und bassgeladener umso besser! Dabei spielt es keine Rolle, um welches Genre es sich handelt. Es geht lediglich um das Tempo der Musik. Es existieren sogar schon fertige Musikschnitte und fertige CD`s, die speziell auf das TABATA Training angepasst sind.

Wer selber mischen möchte, kann auf Lieder zurückgreifen mit über 160 bpm, besser noch über 170 bpm. Für die Pausenintervalle sind Lieder unter 125 bpm zu wählen. Dann sollte die richtige Mischung stehen.

BPM bedeutet beats per minute und beschreibt wie oft der Beat der Musik in der Minute kommt. (Der Beat ist vereinfacht gesagt das, was bei Musik mit geklatscht wird.)

TABATA TRAINING

Einige Beispiele für Power-Songs (über 160 bpm):

- ✓ The River (**Good Charlotte**)
- ✓ Jump (**Rihanna**)
- ✓ Bad Blood (**Taylor Swift**)
- ✓ I`m still standing (**Elton John**)
- ✓ Bubbles (**System of a Down**)
- ✓ All my Life (**Foo Fighters**)
- ✓ Was zählt (**Die Toten Hosen**)

Einige Beispiele für Songs während der entspannenden Intervalle:

- ✓ Sugar (**Maroon 5**)
- ✓ Teenage Dream (**Katy Perry**)
- ✓ Poker Face (**Lady GaGa**)
- ✓ Cheerleader (**Omi**)
- ✓ I want to break free (**Queen**)
- ✓ Kiss (**Prince**)
- ✓ Under Pressure (**Queen**)

KATE LOPEZ

TABATA TRAINING

KATE LOPEZ

Rechtliches & Impressum

Alle Angaben und Informationen in diesem Buch wurden sorgfältig ausgearbeitet. Ich bin bemüht alle Inhalte ständig auf dem aktuellen Stand zu halten. Dennoch sind Fehler und Unklarheiten nicht ausgeschlossen, weshalb ich keine Garantie für Richtigkeit, Aktualität, Qualität und Vollständigkeit meiner Inhalte geben kann. Die Texte und Bilder sowie sämtliche Illustrationen sind urheberrechtlich geschützt. Jegliche Veröffentlichung, ob gänzlich oder zu teil, ist streng unter-sagt und bedarf der ausdrücklichen Genehmigung des Herausgebers. Ein Verstoß hat rechtliche Konsequenzen. Weder der Herausgeber noch der Autor über-nehmen Haftung für Personen- Sach- oder Vermögensschäden. Für Inhalte von den in diesem Buch ab-gedruckten Internetseiten sind ausschließlich die Betreiber der jeweiligen Internetseite verantwortlich.

Bildquellen
© WavebreakmediaMicro – Fotolia.com © vladimirfloyd – Fotolia.com, © Syda Productions – Fotolia.com, © Jacob Lund – Fotolia.com

Impressum
Johannes Brenner
Wilhelm-Marx-Str. 60
90419 Nürnberg

Printed in Poland
by Amazon Fulfillment
Poland Sp. z o.o., Wrocław